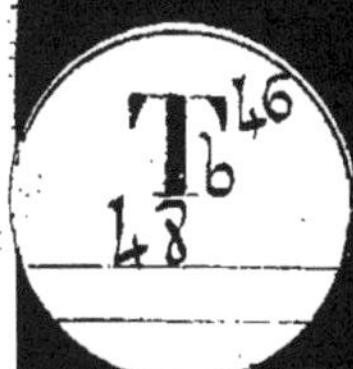

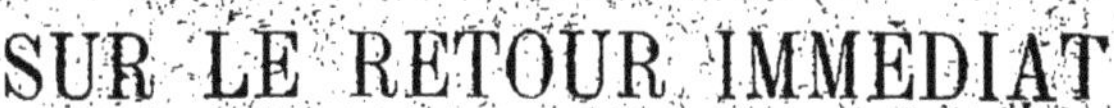

SUR LE RETOUR IMMÉDIAT

DE

L'INNERVATION

APRÈS LA SUTURE DES NERFS

PAR

LE DOCTEUR POLAILLON

Chirurgien de la Pitié, Professeur agrégé libre, Membre de l'Académie de médecine, Vice-Président de la Société de Chirurgie.

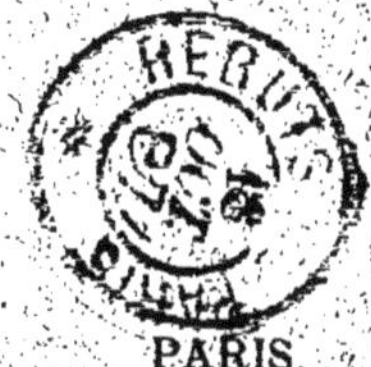

PARIS

IMPRIMERIE EDMOND ROUSSET ET Cie

7, rue Rochechouart, 7

1887

SUR LE

RETOUR IMMÉDIAT DE L'INNERVATION

APRÈS LA SUTURE DES NERFS

SUR LE RETOUR IMMÉDIAT

DE

L'INNERVATION

APRÈS LA SUTURE DES NERFS

PAR

LE DOCTEUR POLAILLON

Chirurgien de la Pitié, Professeur agrégé libre, Membre de l'Académie de médecine, Vice-Président de la Société de Chirurgie.

PARIS

IMPRIMERIE EDMOND ROUSSET ET Cie

7, rue Rochechouart, 7

1887

SUR LE

RETOUR IMMÉDIAT DE L'INNERVATION

APRÈS LA SUTURE DES NERFS

Lorsqu'on se propose d'étudier, chez l'homme, les phénomènes si discutés qui accompagnent la section des nerfs et leur suture, il importe, avant tout, d'avoir présentes à l'esprit les notions acquises par les recherches anatomiques modernes et par les expérinces sur les animaux. Nous exposerons donc rapidement ce qu'il y a d'essentiel à connaître dans les faits anatomiques et dans les faits physiologiques, avant d'aborder les faits cliniques.

FAITS ANATOMIQUES.

En 1852, A. Waller découvre que les nerfs ont un centre trophique (ganglion rachidien pour les fibres sensitives, moelle épinière pour les fibres motrices), dont ils ne peuvent être séparés sans s'altérer profondément. Il montre qu'après la section d'un nerf mixte, les fibres sensitives et motrices du segment périphérique subissent une *dégénération de structure*, parce qu'elles ne sont plus en connexion avec leurs centres trophiques ; tandis que les fibres du segment central restent intactes, parce que leur continuité avec le ganglion rachidien et la moelle n'a pas été interrompue. Il établit, en outre, que le segment périphérique dégénéré récupère, au bout d'un certain temps, sa structure anatomique par une véritable *régénération*.

Cette belle découverte suscita de nombreuses recherches sur l'anatomie des tubes nerveux dégénérés, et devint un précieux moyen d'investigation pour distinguer le trajet des fibres nerveuses dans les nerfs.

En 1869 (BULLETIN DE L'ACADÉMIE DES SCIENCES), MM. Arloing et Tripier trouvèrent, dans le bout périphérique d'un nerf complètement dégénéré un mois après sa section, quelques fibres intactes, et dans le bout central quelques fibres dégénérées. Les fibres intactes du bout périphérique ne pouvaient provenir que des nerfs voisins restés intacts. Et ces mêmes fibres, intactes dans le bout périphérique, avaient dégénéré dans le bout central, parce qu'elles étaient séparées de leur centre trophique. Les nerfs voisins eux-mêmes contenaient des fibres dégénérées provenant du bout périphérique du nerf sectionné. L'association était donc réciproque. MM. Arloing et Tripier en conclurent que les nerfs sensitifs d'une région sont dans une dépendance mutuelle. Non seulement ils communiquent les uns avec les autres par de très nombreuses anastomoses, mais encore ils s'envoient réciproquement des fibres, dites *récurrentes*, qui passent d'un nerf dans le nerf voisin pour se diriger ensuite de la périphérie vers le centre. Anastomoses et fibres récurrentes se multiplient d'autant plus qu'on se rapproche de l'extrémité des membres. Là existent, au voisinage de la peau, de véritables réseaux nerveux, qui assurent l'exercice de la sensibilité.

Mais si l'anatomie démontre que les nerfs sensitifs des membres peuvent se suppléer, il n'en est pas de même pour les nerfs moteurs. Il n'existe pas de fibres récurrentes motrices,et la section du nerf,qui va se distribuer dans un muscle, paralyse complètement ce muscle, à moins qu'il ne reçoive son excitation motrice de plusieurs sources (1). La paralysie musculaire a donc beaucoup plus de valeur que la perte de la sensibilité pour caractériser la section d'un nerf mixte.

Jusqu'à M. Ranvier, la dégénération vallérienne avait été considérée comme une atrophie du tube nerveux. Presque

(1) Il faut cependant se mettre en garde contre certaines anastomoses plus ou moins constantes entre deux troncs nerveux voisins. Ainsi, il existe une anastomose fréquente entre le cubital et le médian à l'avant-bras, anastomose, signalée par Létiévant, M. Verneuil et M. Verchère, qui explique pourquoi une section du médian n'est pas toujours suivie d'une paralysie motrice de ce nerf.

tous les histologistes avaient reconnu,avec raison,que la gaîne de myéline se fragmentait, puis se résorbait. Mais ils admettaient, à tort, que le tube nerveux dégénéré était réduit à son cylindre-axe et à sa gaîne de Schwann, et que la reproduction de la myéline autour du cylindre-axe caractérisait la régénération du nerf. M. Ranvier montra que la dégénération dépend, non pas d'un processus atrophique, mais d'un processus de prolifération inflammatoire, et que les phénomènes de la dégénération et de la régénération sont beaucoup plus complexes qu'on ne le croyait avant lui (COMPTES RENDUS DE L'ACADÉMIE DES SCIENCES, 1871 ; — ARCHIVES DE PHYSIOLOGIE, t. IV, 1872 ; — *Leçons d'anatomie générale faites au Collège de France*, 1er et 6 mars 1877). Je me bornerai à rappeler ici les points principaux de ses importantes découvertes.

Pour le savant professeur du Collège de France, la dégénération consiste essentiellement dans l'absorption et la disparition du cylindre-axe et de la myéline, avec conservation de la gaîne de Schwann. Tout nerf séparé de son centre trophique subit une altération semblable et perd ses propriétés physiologiques. Cependant, il peut se régénérer, lorsqu'une cicatrisation rétablit sa continuité avec le bout central.

Pour cette régénération, les tubes nerveux restés en contact avec les centres bourgeonnent en poussant des prolongements à travers la cicatrice. Leurs cylindres-axes pénètrent alors dans les gaînes de Schwann vides du bout périphérique, et s'étendent jusque dans les extrémités terminales du nerf.

Il arrive même souvent que le bourgeonnement du tube nerveux central se dichotomise une ou plusieurs fois. C'est ainsi que d'un seul tube nerveux et d'un seul cylindre-axe peut naître un grand nombre de tubes nouveaux. La ramification des tubes nerveux dans la cicatrice est un phénomène capital. Entrevu par Remak, mieux étudié par M. Ranvier, il explique pourquoi le tronc régénéré peut contenir autant de tubes nerveux qu'avant sa section, bien qu'il ne soit réuni au tronc central que par un filament cicatriciel quelquefois très mince.

M. Ranvier professe que tout nerf sectionné dégénère fatalement. Il nie qu'il puisse se régénérer, par un pouvoir autogénique, dans le cas où il reste séparé des centres nerveux. Par suite, le tronçon périphérique, qui ne se cicatrise pas avec le bout central, serait un nerf mort au point de vue de sa structure et de sa fonction. Cette opinion, prise dans son sens absolu, est en contradiction avec les faits physiologiques et cliniques.

Enfin, la dégénération et la régénération s'observent aussi bien dans les tubes moteurs que dans les tubes sensitifs. Ces deux phénomènes sont identiquement semblables dans les deux ordres de tubes nerveux.

Faits physiologiques.

Faits physiologiques concernant spécialement les nerfs sensitifs. — Les associations anatomiques entre les nerfs sensitifs des membres sont démontrées par deux expériences fondamentales :

1° Lorsqu'on excite directement le bout périphérique d'un nerf coupé, on provoque de la douleur. Ce phénomène, qui a été longuement étudié par Magendie, Longet et Claude Bernard, constitue la sensibilité récurrente. Il est dû à des fibres sensitives récurrentes venus des nerfs voisins, fibres dont l'existence a été directement démontrée par MM. Arloing et Tripier au moyen de la dégénérescence vallérienne.

2° Lorsqu'on sectionne deux et même trois nerfs collatéraux du doigt chez un chien, la sensibilité à la douleur persiste intacte dans tous les points de ce doigt. Un seul des quatre nerfs collatéraux suffit donc à transmettre les excitations produites sur un point quelconque de la surface du doigt. Cette expérience, imaginée par MM. Arloing et Tripier, et publiée en 1868 (*Bulletin de l'Académie des Sciences*), prouve combien l'association fonctionnelle des fibres sensitives est complète.

Il résulte des expériences précédentes qu'un nerf sensitif, ou que la portion sensitive d'un nerf mixte, a une sensibilité propre et une sensibilité d'emprunt. Vient-il à être coupé ? le bout périphérique perd sa sensibilité propre ; mais sa sensibilité d'emprunt persiste, grâce à ses anastomoses directes et récurrentes,et le territoire,où il se distribue,n'est pas, ou n'est presque pas, anesthésié.

Faits physiologiques concernant spécialement les nerfs moteurs. — Après sa section, un nerf moteur ou un nerf mixte peut encore produire des contractions musculaires, lorsqu'on excite son bout périphérique. Mais cette excitabilité motrice va progressivement en diminuant,à mesure qu'on s'éloigne du moment de la section, et, *au bout de quatre jours, elle est complètement abolie chez les mammifères.*

Les expériences de Longet, qui ont établi cette loi, ont encore montré que la contractilité musculaire persiste pendant plus de douze semaines après la perte de l'excitabilité du nerf moteur. Il est même probable que la survie de la contractilité musculaire est beaucoup plus longue,dans certaines conditions et dans certains muscles, que le terme assigné par Longet.

La perte de l'excitabilité motrice s'explique naturellement par la dégénération des tubes moteurs.

La perte de la contractilité musculaire tient à une cause semblable, l'altération de la fibre musculaire sous l'influence de l'inaction.

Mais, tandis que le tube nerveux moteur peut se régénérer et récupérer la propriété de transmettre l'excitation motrice, le muscle ne se régénère jamais, lorsqu'il a perdu sa contractilité. Si donc la régénération du nerf a lieu avant l'époque où la contractilité du muscle est perdue, la paralysie musculaire disparaît. Si, au contraire, la régénération est tardive, et s'accomplit après la douzième semaine, le muscle n'est plus contractile et sa paralysie est définitive. Ainsi s'expliquent nombre de faits, dans lesquels les muscles restent paralysés et atrophiés après la régénération d'un nerf, tandis que la sensibilité s'est complètement rétablie.

Dans tous les cas, la sensibilité se rétablit plus vite que la motilité, parce que les fibres musculaires ont toujours subi, pendant leur inaction, quelque modification de structure, et répondent,d'abord difficilement,aux excitations transmises par les fibres motrices.

Faits communs aux nerfs sensitifs et moteurs. — Que le nerf soit sensitif, moteur ou mixte, sa section expérimentale produit, au point de vue du phénomène de la régénération, des effets différents selon le degré de rapprochement des bouts coupés. Trois cas peuvent se présenter : 1° Les bouts du nerf sont mis en contact intime; 2° ils sont écartés, mais ils peuvent se réunir par une cicatrice intermédiaire; 3° ils sont trop écartés pour pouvoir se réunir, et ils se cicatrisent isolément.

1° On s'est souvent demandé, s'il ne pouvait pas se produire, entre les deux bouts d'un nerf promptement remis en contact par la position ou par la suture, une réunion par première intention, qui maintiendrait l'état normal dans le bout périphérique et ramènerait aussitôt la fonction nerveuse.

Schiff, et tous les physiologistes, affirment n'avoir jamais observé un pareil résultat. Les phénomènes de la dégénération, de la cicatrisation et de la régénération du nerf, peuvent être moins longs à s'accomplir, lorsque l'adaptation des surfaces sectionnées est très exacte. Mais la dégénération du bout phériphérique est, d'après eux, tout à fait inévitable, même dans les conditions les plus favorables.

Cependant Vulpian a vu des faits de régénération si rapides, chez des animaux opérés dans les premiers jours de leur naissance, qu'il ne croit pas pouvoir *nier catégoriquement* la réunion immédiate des nerfs. Mais il ajoute que « dans l'immense majorité des cas, il n'y a pas réunion immédiate, dans le sens rigoureux du mot, et qu'il n'y a pas, par suite, suppression complète de la période d'atrophie des fibres nerveuses (*Leçons sur la physiologie du système nerveux*, p. 262, 1866).

D'autre part, Bakowiecki a trouvé le nerf régénéré au huitième jour, après avoir pratiqué des sutures très exactes avec des fils de catgut (*Archiv für mikr. Anat.*, t. XIII, p. 420, 1878). Gluck aurait même obtenu des réunions immédiates de nerfs sans dégénération du bout périphérique (*Virchow's Archiv*, LXXII, et *Berliner klin. Wochenschrift*, p. 235, 19 avril, 1880).

En répétant ces expériences avec les précautions antiseptiques employées par les auteurs allemands, M. Ranvier n'est pas arrivé au même résultat. Dix jours après la suture avec le catgut, il a constaté la perte absolue de la sensibilité et de la motricité dans le bout phériphérique. En même temps, la dégénération vallérienne avait envahi tous les tubes qui le formaient.

La réunion immédiate des nerfs, sans dégénération du bout périphérique, semble donc extrêmement rare dans les conditions où les expériences sont faites sur les animaux. Mais il serait téméraire de conclure à l'impossibilité de l'obtenir, car on l'observe chez l'homme.

2o Lorsque les deux segments du nerf sont séparés par un ntervalle, le segment périphérique subit toujours la dégénération vallérienne, tandis que l'extrémité libre du segment central se renfle plus ou moins.

Deux ou trois mois après la section, on trouve, entre les deux bouts du nerf, un ruban blanchâtre, très mince, qui les réunit l'un à l'autre. Ce ruban part du bout central et s'allonge peu à peu pour venir gagner le bout périphérique. Il est formé par des tubes nerveux à myéline, tubes grêles, parfois branchés en Y et enchevêtrés dans tous les sens. Ces tubes sont les prolongements des tubes intacts du bout central.

Les cylindres-axe du ruban cicatriciel s'introduisent dans les gaines de Schwann vides du bout périphérique ou dans l'intervalle de ces gaines, et produisent sa régénération.

A mesure que ce travail physiologique rétablit la continuité du nerf, ses fonctions réapparaissent, d'abord faiblement, ensuite de plus en plus complètement.

Le ruban cicatriciel est quelquefois si mince au début, qu'il faut une préparation au microscope pour en constater la présence. Dans tous les cas, ce n'est qu'aprés plusieurs mois qu'il acquiert un volume à peu près égal à celui du nerf, et souvent il reste à l'état de filament intermédiaire plus ou moins grêle.

On conçoit d'ailleurs que la cicatrisation et la régénération se font d'autant plus facilement que l'écartement primitif des deux tronçons est moins considérable. Un écartement de deux, de trois centimètres, ou même davantage, n'est pas toujours un obstacle insurmontable à la réunion. Mais, dans ce cas, la cicatrisation est très longue. Le retour de la sensibilité exige un an ou un an et demi, et la motricité ne revient pas, parce que les muscles ont eu le temps de perdre leur contractilité.

En un mot, la réapparition des fonctions d'un nerf coupé suit toujours la marche et les progrès de sa cicatrisation et de sa régénération.

3° Lorsque l'écartement entre les deux bouts du nerf coupé est trop considérable pour qu'ils puissent se réunir, qu'advient-il du bout périphérique et de ses fonctions ?

Philipeaux et Vulpian ont répondu à cette question en prouvant, par un grand nombre d'expériences sur des nerfs moteurs, sur des nerfs sensitifs et sur des nerfs mixtes, que le bout périphérique subit la dégénération habituelle, puis se régénère et récupère ses propriétés physiologiques. La régénération s'opère lentement dans ce cas. « Mais elle a toujours lieu, tantôt partiellement, tantôt, au contraire, si complètement, surtout chez les jeunes animaux, que le bout nerveux ainsi régénéré reprend sa coloration blanche normale. »

Les mêmes expérimentateurs ont encore démontré qu'en transplantant un tronçon de nerf sous la peau d'un animal, ce tronçon s'y greffe, parcourt toutes les phases de l'atrophie, puis se régénère.

Ils ont donné le nom de *régénération autogénique* à cette régénération, qui semble s'accomplir en dehors de l'influence des centres nerveux (Vulpian : *Leçons sur la physiologie du système nerveux*, p. 270, 1866).

En même temps que la structure se restaure dans le nerf séparé de son centre nerveux, Vulpian a montré que ses fonctions reviennent. « Voici, dit-il, un chien de sept à huit mois, sur lequel on a pratiqué, il y a quatre mois, l'avulsion de toute la partie centrale du nerf hypoglosse. Aujourd'hui, nous mettons à nu ce segment périphérique, qui a récupéré sa structure après l'avoir perdue. Or, si nous faisons subir à ce nerf une excitation mécanique, ou si nous le galvanisons, vous observerez des contractions dans la moitié correspondante de la langue. Nous ne pourrions pas prouver aussi nettement que la propriété des fibres sensitives se rétablit dans le bout périphérique d'un nerf sensitif isolé du centre nerveux et ayant subi une restauration autogénique, car les excitations de ce bout ne peuvent plus donner lieu à aucune douleur ni à aucun mouvement réflexe ; mais l'analogie est si évidente, qu'on doit admettre forcément la restitution de la propriété physiologique des fibres sensitives ainsi isolées (Vulpian, *loc. cit.*, p. 272). »

Les expériences précédentes ont toujours donné le même résultat dans les mêmes conditions. Elles ont une importance capitale, car elles conduisent, chez l'homme, à suturer, au bout central du nerf, le bout périphérique qui en est séparé depuis longtemps, afin de rétablir sa fonction.

Mais, si la réalité de la régénération d'un nerf définitivement séparé des centres est un fait inattaquable, l'explication du phénomène par un pouvoir autogénique, inhérent à la fibre nerveuse, ne paraît pas exacte. En effet, l'hypothèse de la régénération autogénique renverserait la loi de Waller et démentirait les recherches si positives de M. Ranvier, recherches qui montrent le bout périphérique ne se régénérant que par des tubes partis du bout central.

Frappé par ces objections, Vulpian entreprit, en 1874 (Archives de physiologie, t. VI, p. 704), de nouvelles expériences. Il isola des tissus voisins le bout périphérique régénéré de l'hypoglosse dans l'étendue de plusieurs centimètres, et il vit que ce bout périphérique subissait de nouveau la dégénérescence atrophique. Il en conclut que le bout périphérique d'un nerf définitivement séparé des centres « ne se régénère que parce que des filets, filaments et tubes nerveux, qui avaient été coupés pendant l'opération, et qui se rendaient à ce bout périphérique, reprennent leur continuité et rétablissent des relations anatomo-physiologiques entre ces nerfs et les centres nerveux, par l'intermédiaire d'autres nerfs plus ou moins voisins. Pour pratiquer l'avulsion du bout central du nerf hypoglosse ou l'excision d'un segment du nerf lingual (ou de tout autre nerf sensitif, moteur ou mixte), on est obligé de séparer ces nerfs des tissus environnants dans une certaine longueur, et de rompre ou de diviser ainsi tous les filets, filaments et tubes nerveux qui s'anastomosent avec ces nerfs dans toute cette longueur. Plus tard, ces filets, filaments ou tubes, recouvrent leur continuité, ainsi que je viens de le dire, et la partie périphérique du nerf ne se trouve plus entièrement isolée des centres nerveux, comme nous l'avions supposé. »

La régénération du bout périphérique définitivement séparé ne se fait donc pas par l'influence d'un pouvoir autogénique propre au nerf, mais par l'intermédiaire de fibres anastomotiques ou autres, qui, en recouvrant leur continuité, remettent le bout périphérique en relation anatomo-physiologique avec les centres.

Les faits de régénération des tronçons nerveux transplantés et greffés dans les tissus doivent s'expliquer de la même manière. Pour insinuer sous la peau ou dans les tissus un tronçon de nerf, on rompt nécessairement un grand nombre de fibres nerveuses de ces tissus. Ces dernières se cicatrisent avec le tronçon nerveux et deviennent le point de départ de sa régénération.

« Les lois de Waller reprennent donc leur valeur entière et absolue; et, dans les nerfs, les fibres nerveuses, munies de myéline, ne conservent ou ne récupèrent l'intégrité de leur structure, pendant la vie extra-utérine, et surtout chez les animaux adultes, qu'à la condition d'être en relation, les unes (fibres sensitives) avec les ganglions des racines postérieures; les autres (fibres motrices) avec la substance grise de l'axe cérébro spinal (Vulpian, *loc. cit.*, p. 714). »

Faits cliniques.

Les sections des nerfs, chez l'homme, produisent des effets en tous points semblables à ceux qu'on observe dans les expériences chez les animaux.

Les phénomènes de suppléance de la sensibilité se manifestent très clairement dans les rameaux qui terminent les troncs nerveux. La sensibilité des doigts, par exemple, ne subit presque aucune atteinte après la section d'un seul nerf collatéral, et même après la section de deux nerfs collatéraux. Il faut que les quatre nerfs collatéraux soient coupés pour que la sensibilité soit abolie (1).

(1) On sait, depuis les recherches de M. G. Richelot (*in* Arch. de physiologie, t. VII, p. 177, 1875) que les collatéraux dorsaux de

La sensibilité récurrente existe chez l'homme, comme chez les animaux. C'est ainsi que, chez un blessé qui avait le nerf médian coupé au niveau du poignet, M. Richet constata le premier, en 1867, que le bout périphérique était resté sensible aux excitations et que la sensibilité de la main était conservée (UNION MÉDICALE et GAZETTE DES HÔPITAUX, 1867). Il expliqua ce phénomène, un an avant que les recherches de MM. Arloing et Tripier ne fussent connues, par la présence de filets anastomotiques et récurrents sensitifs dans le bout périphérique du médian, filets qui émaneraient des nerfs voisins restés intacts. Plus tard, en 1875, M. Richet a pu dire avec raison que l'analyse de son fait clinique avait éveillé l'attention des savants et ouvert la voie aux expérimentateurs sur ce point si intéressant d'anatomie et de physiologie.

La sensibilité récurrente a été retrouvée plusieurs fois depuis M. Richet. Mais elle peut manquer, et elle manque souvent, soit parce que les fibres récurrentes sont rares et ne sont pas directement excitées, soit parce qu'elles font réellement défaut.

A mesure que la section s'éloigne de la périphérie, et qu'au lieu de porter sur les branches d'un nerf elle porte sur son tronc, la sensibilité subit des troubles plus étendus et plus profonds. Souvent même, il y a une anesthésie complète dans le territoire du nerf coupé.

---

l'index, du médius et de l'annulaire, sont formés par la bifurcation des collatéraux palmaires au-dessus du pli interdigital. La distribution est différente sur le pouce et sur l'auriculaire. Sur le pouce, les collatéraux palmaires, émanés du médian, ne se bifurquent pas pour former les collatéraux dorsaux ; ceux-ci viennent du radial. Pour l'auriculaire, il y a quatre collatéraux venus tous du cubital. Mais, pour les trois doigts du milieu, le radial et le cubital ne donnent pas trace de collatéraux dorsaux. Les branches dorsales émanées de ces deux nerfs atteignent la racine de l'index, du médius et de l'annulaire, puis s'épanouissent en ramuscules qui s'épuisent dans la peau de la face dorsale de la première phalange en s'anastomosant avec les collatéraux dorsaux fournis par les collatéraux palmaires. La sensibilité de l'index, du médius, de l'annulaire et de la face palmaire du pouce est donc sous la dépendance du médian. Celle de l'auriculaire, sous la dépendance du cubital.

En outre, s'il s'agit d'un nerf moteur, les muscles animés par ce nerf sont paralysés.

En définitive, malgré la solidarité des nerfs d'une même région, l'expérience de tous les jours prouve que la section du tronc d'un nerf mixte cause la paralysie du sentiment et du mouvement dans les parties qui en sont tributaires. L'influence des nerfs voisins ne fait qu'atténuer la paralysie du sentiment; elle ne peut rien sur la paralysie du mouvement.

Au point de vue de la pratique, c'est seulement à ces sortes de blessures, avec perte de la sensibilité et du mouvement, que le chirurgien doit porter remède. Car, s'il n'intervient pas, et s'il ne favorise pas les efforts de la nature, qui tend constamment à rétablir la continuité du nerf, la paralysie deviendra définitive.

Si, au contraire, il s'agit d'une section nerveuse, dans laquelle l'insensibilité n'existe pas, par suite de la suppléance des nerfs voisins, et dans laquelle il n'y a pas de paralysie musculaire, le chirurgien n'a pas à s'en préoccuper. Il n'a pas à combattre des accidents qui n'existent pas. Dans un cas analogue à celui de M. Richet, la blessure du nerf est évidemment accessoire et sans importance, puisqu'elle n'entraîne aucun trouble fonctionnel. On est donc autorisé à la négliger et à traiter la plaie comme une plaie simple.

Comme les physiologistes, les cliniciens ont observé que les deux tronçons d'un nerf divisé se soudent par une cicatrice, lorsqu'ils sont convenablement rapprochés l'un de l'autre par la position ou par la suture ; puis qu'en géneral les fonctions de sensibilité, de motricité et de nutrition, se rétablissent, lorsque la dégénération wallérienne et la régénération du bout périphérique se sont accomplies.

Les phénomènes de la dégénération du bout périphérique, de sa cicatrisation avec le bout central et de sa régénération, sont identiques, chez l'homme, à ceux qui se passent chez les animaux les plus rapprochés de lui.

Le retour des fonctions exige, chez l'homme, plusieurs semaines, plusieurs mois, quelquefois une ou deux années. Il s'effectue d'autant plus vite que le sujet est plus jeune, que les bouts sont moins écartés, que l'immobilité est plus complète, que l'inflammation de la plaie est plus modérée : toutes circonstances qui favorisent le bourgeonnement des tubes nerveux centraux et leur expansion facile dans le bout périphérique.

Mais si le *retour tardif* des fonctions d'un nerf coupé ne fait plus doute pour personne, on n'est pas d'accord sur le *retour immédiat* de ces mêmes fonctions, dans le cas où les deux bouts du nerf, suturés avec soin, se seraient réunis par première intention.

Nous avons vu que la réunion par première intention paraît avoir été obtenue par quelques expérimentateurs. Chez l'homme, elle s'est déjà réalisée un assez grand nombre de fois pour que le fait soit certain. Ceux qui la nient, s'appuient sur des expériences et sur des observations dans lesquelles les conditions propres à l'obtenir n'ont pas été remplies. En effet elle exige, pour se produire, un ensemble de conditions particulières, naguère inconnues et difficiles à réaliser : 1° Il faut établir bout à bout le contact des tubes nerveux, puis maintenir ce contact par un ou plusieurs fils aseptiques passés à travers les tronçons du nerf sans léser sa substance ; 2° Il faut que la plaie du nerf et des tissus voisins se cicatrise par première intention, sans inflammation plastique ou suppurative. Or, il y a quelques années, lorsqu'on ne savait pas se mettre à l'abri de l'inflammation et de la suppuration des plaies par des pansements antiseptiques, il était presque impossible d'observer une réunion immédiate sur un nerf coupé.

Il n'y a pas de raison pour que le tissu du nerf fasse exception à la réunion immédiate, qui se montre dans tous les autres tissus. Lorsque le chirurgien obtient, tous les jours, la réunion par première intention des os, des tendons, des muscles, de la substance cérébrale, des glandes, etc., pourquoi n'obtiendrait-il pas aussi celle des nerfs ?

Cette réunion par première intention, qui s'affirmera de plus en plus, n'aurait pas une grande importance si le bout périphérique du nerf réuni était fatalement destiné à dégénérer. Mais il n'en est rien. La soudure bout à bout des tubes nerveux produit un phénomène extrêmement intéressant, c'est le maintien de l'état normal dans le bout périphérique et le retour immédiat, ou presque immédiat, de l'innervation.

Pour étudier ce phénomène si étrange, il faut distinguer deux ordres de faits cliniques, qui correspondent à deux espèces d'expériences réalisées chez les animaux : dans l'un, la section du nerf est récente et ses deux bouts sont rapprochés par une suture dite *primitive;* dans l'autre, la section est ancienne et les bouts du nerf, séparés l'un de l'autre, se sont cicatrisés isolément ; la paralysie est complète ; mais le chirurgien intervient pour aviver les extrémités du nerf et les réunir par une suture qui, dans ce cas, est dite *secondaire.*

A. *Résultat de la suture primitive.*

Le retour rapide de l'innervation après la suture primitive a été très rarement observé, et certainement ce retour rapide ne sera jamais qu'un phénomène exceptionnel. La raison en est que le chirurgien est appelé à intervenir habituellement trop tard, à un moment où le travail de la dégénération est déjà commencé. Il suffit probablement de bien peu d'heures, pour que la structure du bout périphérique soit en voie d'altération, et pour que l'évolution de la dégénérescence ne puisse plus être enrayée. La fonction du nerf étant intimement liée à l'état de ses tubes nerveux, si ceux-ci ont déjà subi une altération de structure, on aura beau les mettre en contact, l'innervation ne se rétablira pas immédiatement. Elle ne réapparaîtra que tardivement, lorsque les tubes, après avoir subi les phases de la dégénérescence, se seront régénérés. Telle est l'explication de l'échec presque constant de la suture primitive.

Voici maintenant quelques faits qui prouvent la réunion immédiate des nerfs, et par suite le retour rapide de l'innervation après la suture, faite aussi hâtivement que possible.

I Nélaton père (*Gazette des hôpitaux,* 1864). — Une femme, de 24 ans, portait à la partie supérieure et interne du bras gauche un névrôme douloureux du médian. Le 24 avril 1863, Nélaton met à nu le médian au-dessus et au-dessous du névrôme, sectionne le nerf au-dessous, en ayant soin de retenir le bout nerveux par un fil d'argent qui le traverse, divise ensuite le nerf au-dessus, et engage le même fil dans le bout supérieur. Il rapproche alors les deux extrémités nerveuses jusqu'à affrontement exact de leurs surfaces de section, et les maintient réunies par un tube de Galli écrasé sur les fils.

L'opération terminée, Nélaton constata qu'il y avait une *paralysie complète du sentiment et du mouvement dans les parties auxquelles se distribue le nerf médian.*

Sept jours après l'opération, la malade put exécuter, facilement et rapidement, des mouvements de flexion des trois doigts, auxquels se distribue le nerf médian, et, de plus, *faire opposer le pouce avec l'index et le médius.*

II. Laugier (*Bulletin de l'Académie des Sciences*, 20 juin 1864).— Section transversale du nerf médian, des artères radiale et cubitale, des muscles grand et petit palmaires et de quelques faisceaux du fléchisseur superficiel des doigts par une plaie siégeant à la partie inférieure de l'avant-bras. Laugier constate que la *sensibilité avait disparu dans toutes les parties desservies par le nerf médian, et que les mouvements d'opposition du pouce étaient impossibles.* Il fit la suture des deux bouts du nerf avec un fil de soie.

Dès le soir du jour de l'opération, la sensibilité semble un peu rétablie dans les points où elle avait disparue. Le lendemain, le *retour de la sensibilité est très marqué ; mais, ce qui frappe surtout, c'est que le mouvement d'opposition du pouce se fait très facilement.* Le huitième jour, tout le bénéfice de l'opération était conservé.

Vers le treizième jour, une inflammation manifeste se montra dans le nerf, au niveau de la plaie. Il en résulta des douleurs dans les doigts d'abord paralysés et une perte partielle de leur sensibilité de retour. Mais les mouvements du pouce restèrent intacts. Bientôt ils prirent plus de développement. Non seulement l'opéré exécutait les mouvements d'opposition, mais encore ceux de circumduction.

III. Verneuil. —Plaie du cubital à quelques centimètres du poignet, chez un sujet de 29 ans. Insensibilité absolue du territoire du nerf cubital. Suture directe avec un fil métallique. Au bout de quelques jours, retour de la sensibilité tactile seulement. Pas de détails sur la motilité (Archiv. générales de médecine, t. II, p. 94, 1868).

IV. Vogt. — Section du médian par éclat de porcelaine à trois centimètres du poignet. Suture directe avec fil de catgut. Au quatorzième jour, la sensibilité est normale. A la huitième semaine, on songe à examiner les muscles ; on constate que leur motilité est intacte (*In Deutsche Zeitschrift für Chir.*, Bd *VII*, p. 144, 1875).

V. HUETER. — Blessure du nerf cubital dans une résection du coude. Suture indirecte. Retour de la motilité et de la sensibilité au bout de trois ou quatre jours. Au bout de quatre à cinq semaines, mouvements des interosseux. A la sixième semaine, les interosseux fonctionnent très nettement (*In Verhandlungen der Deutschen Gesellschaft f. Chir.*, V° *Congress*, p. 110, 1876).

VI. KRAUSSOLD. — Section du cubital par coup de sabre à deux travers de doigt de l'épitrochlée. Sensibilité au tact et à la douleur abolie sur le territoire du cubital. Suture indirecte au catgut. Le sixième jour, la sensibilité peut être considérée comme normale Du huitième au douzième jour, la sensibilité diminue et la température des quatrième et cinquième doigts s'abaisse. Par l'emploi de l'électricité, la motilité redevient normale dans le territoire du cubital. Un an après l'opération, la sensibilité s'altéra de nouveau. La motilité s'est conservée (*In Sammlung Klinischer Vortræge, Herausgegeben von R. Volkmann*, n° 132, 1878).

VII. KŒNIG. — Plaie du médian et du cubital au poignet. Suture directe. Au bout de six à huit jours, la sensibilité revient peu à peu. La motilité apparaît au bout de quelques semaines (1879, in *Lehrbuch der spec. Chir.*, t. II, p. 704).

VIII. KRAUSSOLD. — Dans un accès de mélancolie, une fille, de 24 ans, essaya de se suicider en se coupant les artères des deux avant-bras, dans la région du poignet, avec un couteau de poche. A gauche, les nerfs radial et cubital sont complètement coupés, le médian est coupé aux trois quarts. A droite, les nerfs médian et radial sont complètement coupés, le nerf cubital est coupé aux deux tiers. Sutures indirectes des nerfs avec fils de catgut. Spray. Pansement antiseptique. Immobilisation des mains dans l'attitude fléchie. Au bout de deux jours, la sensibilité commence à revenir des deux côtés. Le quatrième jour, elle est presque normale, et le retard de la sensation va en diminuant. Trois semaines après la blessure, la sensibilité est tout à fait normale. Il y eut un arrêt de la croissance des ongles et de la desquammation épidermique Les mouvements des doigts semblent être très bien revenus, puisque la malade pouvait se friser (1880, in *Centralblatt f. Chir.*, n° 47).

IX. Koelliker. — Section du médian et du cubital à deux travers de doigt au-dessus du poignet. Suture directe des deux nerfs avec le catgut. Au bout de quatorze jours, le fonctionnement du médian avait reparu. Il restait éteint du côté du cubital (1881, in *Centralblatt für Chir.*, p. 124.

X. P. Segond. — Section du médian et du cubital, des deux artères, radiale et cubitale, et des tendons de la face antérieure du poignet, chez une jeune fille, à laquelle M. Segond est appelé à donner des soins une heure après la blessure. Il constate que la sensibilité est complètement abolie dans les territoires du médian et du cubital. Il constate, en outre, que l'extrémité du bout périphérique des nerfs médian et cubital est absolument insensible. Par conséquent, la sensibilité récurrente n'existe pas.

Suture des nerfs avec fil de catgut. Suture des tendons. Pansement antiseptique.

Immédiatement après l'opération, la sensibilité est revenue dans toutes les parties anesthésiées. Depuis plus d'un an, elle s'est conservée intacte. Mais les muscles sont restés presque complètement paralysés et se sont atrophiés (1887, *Bul. de la Soc. de chirurgie*, t. XIII, p. 349).

Après la lecture des faits précédents, on éprouve quelque peine à admettre que la réapparition rapide de la sensibilité et de la motilité tient uniquement à la présence des fibres nerveuses directes ou récurrentes appartenant aux nerfs voisins restés intacts. L'hypothèse de la suppléance des nerfs, basée sur les remarquables travaux de MM. Arloing et Tripier, rend très bien compte de tous les cas où la sensibilité n'est pas abolie dans la sphère d'un nerf coupé. Elle explique, d'une manière très satisfaisante,les observations analogues à celle de M. Richet. Elle donne encore l'explication de la sensibilité amoindrie, et non perdue, après la section d'un nerf. Mais, quand on a affaire à des sections nerveuses avec perte de la sensibilité et perte de la motilité dûment constatées, elle est singulièrement en défaut.

Or, c'est précisément les cas avec perte de l'innervation qui sont en cause. Puisque, dans ces cas, la suture primitive du nerf ramène l'innervation à bref délai, il faut bien en conclure que ce phénomène tient à autre chose qu'à la manifestation d'une suppléance nerveuse.

Malheureusement les observations de réunion immédiate, qui ont été publiées, ne sont pas toujours assez précises pour ne pas prêter à la controverse. On a objecté à l'observation célèbre de Laugier et à la plupart des autres observations, que le retour de la sensibilité n'était qu'une illusion ; que les malades sentaient le contact des objets, parce que ce contact produit, dans le doigt et dans la main, un ébranlement qui est perçu ; mais qu'il n'y avait pas un réel retour de la sensibilité. Pour éviter cette objection, on doit toujours avoir soin d'explorer non seulement l'état de la sensibilité tactile, mais surtout l'état de la sensibilité à la douleur.

D'ailleurs, lorsque deux nerfs, qui peuvent se suppléer, sont coupés à la fois, comme dans les observations de Kraussold et de M. Segond, et lorsque la sensibilité reparaît après la suture, il ne semble pas douteux que c'est le rétablissement de la continuité du nerf qui a été la seule cause de ce phénomène.

Le retour rapide de la motilité est encore plus probant que celui de la sensibilité, à la condition que les muscles paralysés ne reçoivent leurs nerfs que d'une seule source. Dans le fait de Nélaton et dans le fait de Laugier, la section du médian avait paralysé les muscles de l'éminence thénar. Après la suture, ces muscles recouvrèrent leurs mouvements volontaires, au bout de sept jours dans le premier cas, et au bout d'un seul jour dans le second.

Ces faits nous conduisent à soutenir que le retour rapide de la fonction dépend de la réunion immédiate des deux bouts d'un nerf récemment coupé.

La loi de Waller veut que tout nerf séparé de son centre trophique s'altère. Mais elle exige nécessairement un certain temps, d'une durée inconnue et indéterminée, pour s'exécuter. Son effet peut être nul dans le cas d'un prompt rétablissement de la continuité du nerf. Or, les chirurgiens obtiennent ce résultat, et éludent la loi de Waller, en pratiquant une suture antiseptique très peu de temps après l'accident. L'accolement, direct et sans interposition d'un tissu de nouvelle formation, entre les tubes nerveux des deux tronçons maintient l'intégrité anatomique du bout périphérique et fait réapparaître ses fonctions. Telle est l'explication la plus probable du retour extemporané de la sensibilité et de la motilité après la suture primitive.

B. *Résultats de la suture secondaire.*

La suture secondaire, qui a pour objet de rétablir la continuité entre les deux bouts d'un nerf cicatrisés isolément, produit des phénomènes qui ne sont pas moins intéressants que ceux de la suture primitive. Comme celle-ci, elle peut ramener presque instantanément, ou très rapidement, l'innervation dans les parties paralysées. Mais les conditions de succès ne sont plus les mêmes : tandis que la suture primitive doit intervenir avant toute dégénérescence du segment périphérique, la suture secondaire ne saurait réussir que dans les cas où le segment périphérique s'est complètement régénéré.

Les discussions qui se sont élevées entre les physiologistes, et aussi entre les chirurgiens, à propos des résultats de la suture secondaire chez l'homme, montrent combien cette question est encore obscure.

La plupart des auteurs se basent sur la loi de Waller et sur des examens microscopiques, évidemment incomplets, pour affirmer que le segment périphérique, qui a définitivement perdu ses connexions avec le segment central, ne se régénère jamais. Pour eux, le segment périphérique n'est plus qu'un cordon fibreux, sans éléments nerveux définis, incapable de recouvrer son innervation. Et, quand on leur prouve que ce cordon inerte se met cependant à fonctionner dès qu'on l'a réuni à son bout central, ils ne voient dans ce phénomène paradoxal qu'un effet de la sensibilité suppléée et récurrente.

D'autres attribuent le retour de la sensibilité à l'excitation des propriétés nerveuses jusque-là latentes dans les parties anesthésiées, excitation produite par l'opération de la suture. Les propriétés nerveuses une fois réveillées, les impressions sensitives seraient transmises aux centres par les fibres anastomotiques et récurrentes, qui aboutissent aux nerfs collatéraux restés intacts. M. Brown-Séquard est le promoteur de cette théorie, à laquelle il a donné le nom de « dynamogénie ». La propriété dynamogénique des nerfs, soutenue récemment encore à la Société de chirurgie par M. Quénu (8 juin 1887), ressemble beaucoup, à mon avis, à la neurilité de Vulpian. L'une comme l'autre suppose des nerfs sains ou régénérés. Nous revenons donc fatalement à la théorie de la régénération du nerf pour expliquer le retour de ses fonctions.

Au lieu de créer des hypothèses, il me paraît plus simple et plus scientifique de s'attacher uniquement aux faits qu'enseigne la physiologie. Rappelons-nous que, par des expériences qui n'ont jamais été démenties, Philippeaux et Vulpian ont prouvé la régénération du bout périphérique des nerfs définitivement séparés de leur tronc central. S'il n'est plus permis d'expliquer cette régénération par autogénèse, le fait en lui-même n'en reste pas moins vrai. Le bout périphérique se régénère. Il se régénère par des filaments nerveux très petits, et même invisibles à l'œil nu, qui rampent dans l'atmosphère celluleuse du nerf sectionné. Ces filaments, rompus ou coupés pendant la blessure expérimentale, se cicatrisent avec le bout périphérique; puis les rares tubes nerveux qu'ils contiennent, se dichotomisant plusieurs fois, assurent la régénération d'un tronçon quelquefois très gros. Les mêmes phénomènes se passent certainement chez l'homme. On en a la preuve évidente, quand on met à nu le bout périphérique d'un nerf pour en faire la suture secondaire : au lieu de trouver un tronçon atrophié, ressemblant à un tractus de tissu cellulaire, on a, au contraire, devant les yeux un cordon volumineux qui a toutes les apparences d'un nerf véritable. En présence de cet aspect normal, ou presque normal, aucun chirurgien ne peut se méprendre sur la réalité de la régénération du segment périphérique.

Malgré sa restauration, le segment périphérique n'est pas en état de transmettre les impressions nerveuses. Tant qu'il reste séparé de son segment central, ses propriétés physiologiques ne sauraient se manifester. Elles n'existent qu'à l'état latent. Pour qu'elles se révèlent, il faut que la continuité du nerf soit rétablie.

Mais, dans le cas d'une section ancienne, il ne suffit pas, pour rétablir la continuité du nerf, de rapprocher ses deux tronçons par une suture, comme on le fait dans le cas d'une

thésie de ces parties, à l'exception de la région qui correspond au nerf saphène interne.

Opération avec la bande d'Esmarch. Les deux extrémités du sciatique étaient éloignées de 5 centimètres. L'extrémité centrale, renflée en massue, était épaisse de 2 centimètres ; l'extrémité périphérique était beaucoup plus petite. Avivement des deux bouts et réunion avec trois fils de catgut. Le troisième jour, le malade déclara, sans qu'on le lui demandât, qu'il sentait au niveau des parties de son pied, jadis insensibles. Les jours suivants, il devint évident que la sensibilité était revenue. Le malade distinguait exactement si on le touchait avec le doigt ou avec une épingle, et en quel endroit on le touchait. Plus tard, la sensibilité se reperdit en partie. La motilité ne s'était pas rétablie.

III Esmarch (*Centralblatt für Chirurgie*, p. 186, 1879). — Blessure du nerf radial au bras par une faux, chez une jeune fille de 17 ans. Paralysie des extenseurs. Anesthésie, sauf en quelques points. Au bout de seize mois, suture indirecte avec trois fils de catgut. Dès le troisième jour, la malade commence à sentir très finement. Au bout de trois semaines, la sensibilité a presque complètement reparu et la motilité commence à revenir. Au bout de deux mois, l'amélioration disparaît, à cause du développement d'un névrôme dans la cicatrice. Mais ces phénomènes morbides s'amendent, et, en 1879, toutes les fonctions sont redevenues normales.

IV. Holden (*Barthol. hosp. Reports*, t. XVI, p. 84, 1879). — Blessure au-dessus du poignet, chez un homme. Au bout de quelques mois, perte complète de la sensibilité sur le territoire du médian. La main était froide, bleue et brillante, incapable de tout travail. Holden découvre le médian, rapproche et suture ses deux bouts. Seize heures après l'opération, la sensibilité avait complètement reparu dans la main. Quelques jours après, le gonflement et la couleur bleue de la main avaient disparu.

V. Langenbeck (*Berliner Klinische Wochenschrift*, n° 8, p 101, 1880). — Le nerf radial ayant été sectionné à la partie moyenne du bras, chez un homme de 31 ans, les extenseurs de la main furent complètement paralysés. La face dorsale de la main et de l'avant-bras était anesthésiée ; mais les limites de l'anesthésie étaient peu nettes. Quatre-vingt-un jours après la blessure, Langenbeck suture les deux bouts, séparés par un intervalle de 2 centimètres et non renflés en massue. Suture de la peau. Drain. Pansement de Lister.

Réunion par première intention. Au bout de onze jours, les mouvements spontanés reparaissent dans les extenseurs. Les troubles de la sensibilité ont persisté assez longtemps.

VI. KRAUSSOLD (*Centralblatt für Chirurgie*, 1882). — Section du médian, à un travers de doigt au-dessus du poignet, chez un homme de 34 ans. Cicatrisation de la plaie. Consécutivement, troubles de la sensibilité sur le territoire du médian, tels que de profondes piqûres d'épingles ne sont senties que comme un simple contact. Paralysie des muscles de la main innervés par le médian; troubles trophiques.

Deux mois après la blessure, Kraussold va à la recherche des extrémités nerveuses, les avive et les réunit par trois points de suture indirecte, avec fil de catgut et un point avec fil de soie. Par-dessus, suture de la peau ; pansement antiseptique. Guérison par première intention. Le troisième jour, le malade ressent des sensations anormales dans les parties jusque-là anesthésiées. Le quatrième jour, le malade se plaint, pour la première fois, de sentir la douleur des piqûres. Ses yeux étant fermés, on constate un retard de cinq ou six secondes dans la transmission des impressions. Au bout de quatorze jours, la sensibilité était parfaite sur le territoire du médian. Les contractions des muscles commencèrent à revenir le vingtième jour et se rétablirent complètement.

VII. HOLMES (*The Lancet*, 1883). — Blessure du radial au bras, chez un sujet de 30 ans. Paralysie radiale. Sensibilité de la main et des doigts diminuée Abaissement de la température de cette région. Atrophie du membre. Au bout de cinq mois, suture indirecte du radial avec des fils de soie et de catgut. Le cinquième jour, quelques mouvements spontanés d'extension se manifestent. Mais le rétablissement complet de la motilité mit un an à s'accomplir.

VIII. ZESAS (*Wiener medic. Wochenschrift*, n° 47, 1883). — Un adulte s'est fait à la face palmaire de l'avant-bras, au-dessus du poignet droit, une plaie profonde. Griffe cubitale. Anesthésie à la douleur et abolition de la contractilité musculaire dans le domaine du nerf cubital. 164 jours après l'accident, suture secondaire du cubital. Retour de la sensibilité au bout de quatre jours. Au bout de deux mois, la sensibilité est presque normale, et les muscles ne laissent rien à désirer.

IX. REGER (*Berliner klin. Wochenschrift*, 20 mai 1884). — Section du nerf radial à la face externe du bras droit. Impossibilité des mouvements d'extension, de pronation et de supination de la main. Toute la face dorsale de la main et du bras, jusqu'au niveau de la cicatrice, avait perdu la sensibilité et l'excitabilité électrique. L'avant-bras et la main étaient très émaciés. Quatre mois après l'accident, suture secondaire du radial avec catgut. Dès le troisième jour, l'opéré éprouvait de forts picotements et quelques élancements le long de la partie inférieure du membre, et on ne pouvait l'empêcher d'étendre ses doigts. Au bout de quelques semaines, il commençait à écrire.

X. H. Rayner (*Lancet*, 15 mars 1884). — Plaie de la face antérieure du poignet gauche par un éclat de syphon, chez un jeune homme de 15 ans. Cicatrisation en trois semaines. Mais, depuis, atrophie de l'éminence thénar, insensibilité dans la zone du médian. Ce nerf est suturé quatre mois après l'accident. Deux jours après, la sensibilité réapparaissait. Mais il a fallu près d'un an pour recouvrer l'usage parfait de la main.

XI. Tillaux (*Comptes-Rendus de l'Académie des sciences*, séance du 9 juin 1884, t. 98, p. 1516). — Une femme, de 32 ans, eut le médian complètement sectionné par une plaie transversale à la face antérieure du poignet droit. On ne pratiqua pas de suture primitive.

La plaie guérit, mais il resta une paralysie absolue de toutes les parties de la main innervées par ce nerf. Au bout de quatre mois, voici ce que révéla une exploration minutieuse et bien des fois répétée : La face palmaire du pouce, de l'index, du médius, de l'éminence thénar, ainsi que la face dorsale des deux dernières phalanges de l'index et du médius, sont totalement insensibles au contact, à la douleur et à la température. L'anesthésie est moins marquée, bien que très manifeste, sur la moitié externe de l'annulaire. Les muscles de l'éminence thénar sont atrophiés, et le mouvement d'opposition du pouce est aboli. Des troubles trophiques existent sur l'index et le médius.

Suture directe du médian, après avivement de ses extrémités, avec un crin de Florence. Réunion de la plaie et pansement de Lister.

Dès le deuxième jour, l'opérée accuse des picotements, des élancements sur la face palmaire de l'index et du médius. Le troisième jour, l'index et le médius sentent le contact d'une épingle qu'on promène doucement à leur surface. La sensibilité reparaît de plus en plus les jours suivants. Six semaines après l'opération, la sensibilité et les mouvements sont revenus à ce point que la malade travaille à l'aiguille et au crochet. Les troubles trophiques ont disparu.

XII. Tillaux (*loc. cit.*, 1884). — Plaie profonde à la face antérieure du poignet, chez une femme de 28 ans, quatorze ans auparavant. Symptômes de la section du médian. Suture du médian. Dès le lendemain, l'opérée s'aperçoit que ses doigts ne sont plus insensibles. Les jours suivants, on peut constater que la sensibilité à la douleur, au toucher et à la température, est complètement rétablie. La motilité s'est aussi améliorée, malgré l'atrophie de l'éminence thénar, qui diminua sous l'influence de l'électricité.

XIII. Shepherd (*Med. Chir. Soc. of Montréal*, 3 déc. 1886). — Section du nerf cubital dans une plaie du coude par une hache, chez un homme de 50 ans. Atrophie consécutive des muscles. Anesthésie complète sur le territoire d'innervation du cubital. Dix semaines après l'accident, suture des deux bouts du nerf avec un fil de catgut, après avivement. Dès le lendemain, sensibilité revenue au quatrième et au cinquième doigts. Le malade a comme la sensation des doigts engourdis. Retour ultérieur des mouvements, mais persistance, six mois plus tard, d'une sensation de brulûre au petit doigt.

XIV. Observation personnelle : *Plaie de la face antérieure du poignet ayant coupé les tendons fléchisseurs, les artères radiale et cubitale, et les nerfs médian et cubital. — Echec de la suture primitive des nerfs. — Suture secondaire. — Retour immédiat de la sensibilité.*

La nommée Tenq... (Léonie), âgée de 15 ans, tombe, le 28 juin 1885, pendant une attaque d'hystérie, contre une vitre qui se brise. Un éclat de verre lui fait une plaie profonde à la face antérieure du poignet droit.

L'accident était arrivé à une heure assez avancée de la soirée. On la transporte aussitôt à l'hôpital de la Pitié (salle Gerdy, no 13), où l'hémorrhagie est arrêtée.

Le lendemain, à la visite du matin, je constate que tous les tendons fléchisseurs des doigts et de la main sont coupés, ainsi que les artères radiale et cubitale et les deux nerfs médian et cubital. La plaie est oblique de haut en bas et de dedans en dehors. Elle s'étend depuis le quart inférieur du bord cubital de l'avant-bras jusqu'à son bord radial, où elle se termine à un centimètre et demi environ au-dessus de l'éminence thénar. Les bords de la peau sont décollés et enroulés sur eux-mêmes.

Immédiatement, la malade est endormie par le chloroforme, et la bande de caoutchouc est appliquée sur le membre pour obtenir l'ischémie de l'avant-bras et de la main. Je lie le bout supérieur de l'artère radiale. L'artère cubitale, dont l'hémostase était complète, n'a pas besoin d'être liée. Je suture successivement tous les tendons fléchisseurs avec des fils de catgut. Puis, arrivant aux nerfs, je lave et avive leurs bouts coupés, et je les suture, aussi exactement que possible, avec deux fils de catgut fin pour le nerf médian et un seul fil de catgut pour le nerf cubital (sutures directes). La plaie cutanée est ensuite réunie avec des fils d'argent. Pansement de Lister; enveloppement de ouate; immobilisation de la main dans une position fléchie sur l'avant-bras.

La réunion de la plaie se fait par première intention.

Le 24 août, deux mois après la suture, la sensibilité n'était pas revenue dans le territoire des nerfs sectionnés. Les doigts étaient dans une attitude demi-fléchie et présentaient quelques mouvements de flexion.

Le 7 septembre, des troubles trophiques commençaient à se manifester à l'extrémité des doigts. Bientôt il survint, au bout de chaque doigt, comme un mal blanc qui suppura quelque temps. Tous les ongles tombèrent, à l'exception de l'ongle du pouce.

La main et l'avant bras étaient sensiblement atrophiés. Les doigts avaient pris l'attitude en griffe et se fléchissaient à peine.

Du 23 novembre au 16 décembre, on soumit la main et l'avant-bras à l'influence des courants continus. La nutrition s'améliora L'atrophie de la main et des doigts diminua. Mais la sensibilité ne revenait pas dans les régions primitivement anesthésiées.

Pendant toute l'année 1886, je perdis la malade de vue.

Le 3 mars 1887, Léonie T... rentre dans mon service. A ce moment, je constate l'état suivant :

Les doigts ont recouvré peu à peu leur mobilité. Leurs mouvements de flexion et d'extension sont complètement revenus. Les muscles de l'éminence thénar restent atrophiés, et le pouce s'oppose assez difficilement aux autres doigts. La force avec laquelle la main saisit les objets est notablement moins grande à droite qu'à gauche. Le dynamomètre marque 10 kilos à droite et 30 kilos à gauche. Les mouvements du poignet sont limités, surtout dans l'extension, et sont un peu douloureux.

La jeune fille ne se sert plus de sa main droite ni pour écrire ni pour coudre; mais elle lui est très utile pour un grand nombre d'ouvrages.

L'atrophie de l'avant-bras n'existe plus. Les troubles trophiques ont disparu. Les ongles ont repoussé. Ils sont lisses et bien conformés, mais un peu plus épais et plus incurvés que du côté sain. La main droite est toujours plus froide que la gauche. Sa couleur est normale, et on n'y voit ni durillon ni ulcération.

Mais j'appelle surtout l'attention sur la sensibilité de la main. J'ai dit que, deux mois après la suture des nerfs médian et cubital, la sensibilité n'était pas revenue dans les parties où ces nerfs vont se distribuer. Depuis cette époque, c'est-à-dire depuis vingt et un mois, le retour de la sensibilité n'a fait aucun progrès.

Actuellement, la sensibilité est parfaite au-dessus de la cicatrice du poignet ; au-dessous, sur la face palmaire de la paume et des doigts, elle est complètement abolie, sauf à l'éminence thénar, où elle est seulement diminuée. Mon interne, M Legrand, a constaté que, sur l'avant-bras, la malade distingue le contact de deux pointes avec un écartement minimum de 20 millimètres ; sur l'éminence thénar, elle ne sent qu'un seul contact avec un écartement de 40 millimètres ; sur la paume de la main et sur la face palmaire des doigts, la sensation est nulle A la face dorsale de la main, la sensibilité existe partout, sauf sur les phalangettes et la moitié inférieure des phalangines Les deux pointes sont perçues, avec 30 millimètres d'écartement, sur la partie médiane, avec 25 millimètres sur le bord cubital, et avec 12 millimètres sur le bord radial et dans la région de la tabatière anatomique. Quel que soit l'écart, la malade ne peut sentir les deux pointes sur le dos de la première phalange des doigts.

La sensibilité thermique, étudiée aussi par M. Legrand, a donné les résultats suivants. Une cuiller chauffée par de l'eau très chaude et appliquée sur la face palmaire n'est pas sentie ; elle détermine seulement, au dire de la malade, une sensation d'agacement dans les doigts. Un objet froid n'est pas plus senti qu'un corps chaud. Sur le dos de la main, la sensation de la chaleur est intacte.

Enfin, il se produit une douleur assez vive, lorsqu'on comprime la cicatrice au niveau des points où le nerf médian et le nerf cubital ont été suturés. C'est même à cause de cette douleur que la malade est venue me retrouver à la Pitié.

La suture des deux nerfs, qui donnent la sensibilité à la face palmaire de la main, n'a donc pas été suivie du retour de leur fonction, même après un délai de vingt et un mois. Ces nerfs, ayant été coupés tous les deux, il n'a pu s'établir entre eux aucun phénomène de suppléance. Aussi l'insensibilité est absolue. Il faut en conclure, ou que la suture a échoué, ou que celle ci, ayant réussi, la sensibilité ne revient pas toujours après le rétablissement de

section récente. Il faut, préalablement et avant tout, aviver les deux extrémités de ce nerf, afin de mettre en contact direct les tubes nerveux. On voit alors se produire, après la suture secondaire, le même phénomène qu'après la suture primitive, c'est-à-dire la réunion du nerf par première intention et le retour immédtat, ou presque immédiat, de la sensibilité et quelquefois de la motilité.

La suture secondaire doit donner des succès plus fréquents que la suture primitive. En effet, dans la suture secondaire, rien n'impose au chirurgien l'obligation d'agir hâtivement, souvent dans de très mauvaises conditions antiseptiques. Il a devant lui tout le temps nécessaire pour préparer son opération. Il doit même attendre plusieurs mois, afin d'être sûr que la régénération du bout périphérique est bien complète. Passé ce délai, il n'a qu'à faire communiquer les tubes des deux tronçons par une suture antiseptique, pour que le nerf puisse se mettre aussitôt à fonctionner. Ce résultat, que la théorie fait entrevoir, s'est réalisé un assez grand nombre de fois, pour qu'il doive toujours être recherché.

Comme preuves á l'appui de ce que j'avance, je crois devoir citer en abrégé quelques observations déjà connues, et publier *in extenso* un fait qui m'est personnel.

I. Jessop (*Brit. med. Journal*, 2 décembre 1871). — Section du nerf cubital, depuis neuf années. chez une jeune fille de 19 ans. La main était amaigrie ; les muscles du pouce et l'éminence hypothénar étaient atrophiés. La peau du tiers interne de la main était insensible. Jessop mit à nu le nerf cubital, réséqua le tissu interposé entre les deux bouts du nerf et les sutura directement avec de la soie désinfectée dans l'acide phénique. Réunion par première intention. Pendant trois jours, vives douleurs sur le trajet du cubital. Au huitième jour, la sensibilité revient au côté interne du petit doigt. Les jours suivants, la sensibilité revient dans le territoire du cubital. L'atrophie de la main diminua un peu au bout de plusieurs mois.

II. Langenbeck (*Verhandlungen der Deutschen Geselschaft für Chirurgie*, p. 106, 1876). — Section du nerf sciatique deux ans et demi auparavant, chez un garçon de 19 ans. Une paralysie complète de la jambe et du pied en était résultée, ainsi qu'une anes-

la continuité du nerf, surtout lorsque la suppléance d'un nerf voisin est impossible.

Léonie T... fut présentée à la Société de chirurgie dans la séance du 16 mars dernier (*Bul. de la Soc. de chir.*, p. 186, 1887). MM. Tillaux, Lannelongue, Kirmisson, et la plupart des membres présents, furent d'avis qu il y avait un grand intérêt à vérifier l'état de la soudure du médian et du cubital en mettant ces nerfs à nu.

J'ai complètement partagé cet avis. Ma jeune malade ne pouvait que gagner à l'opération. Si, en effet, les bouts du médian et du cubital ne s'étaient pas soudés, je pouvais espérer qu'une suture secondaire lui rendrait la sensibilité de la main, à l'exemple des faits publiés par M. Tillaux et par quelques autres chirurgiens étrangers.

Opération.— Le 21 mars dernier, Léonie T... fut endormie par le chloroforme.

Ischémie de la main et de l'avant-bras avec la bande de caoutchouc. Spray phéniqué. Précautions antiseptiques.

Notre collègue des hôpitaux, le docteur Prengrueber, assiste à l'opération et me sert d'aide.

Incision longitudinale, longue de 5 centimètres environ, entre le tendon du grand palmaire et le paquet des tendons fléchisseurs, incision qui traverse le tissu de l'ancienne cicatrice du poignet.

Au-dessous de l'aponévrose, en dehors des tendons fléchisseurs, je rencontre le tronc du nerf médian, qui est de couleur et de volume normaux. En le suivant de haut en bas, je constate qu'il s'aplatit à mesure qu'on se rapproche du poignet, puis qu'il se dissocie en plusieurs faisceaux arrondis, qui se perdent dans un tissu cicatriciel assez peu résistant. Le bout inférieur du médian se trouve au niveau de la limite supérieure de l'éminence thénar, et se termine par une extrémité arrondie, qui adhère au tissu cicatriciel. *Il n'y a donc pas continuité entre les deux bouts du nerf médian*, et la suture, que j'ai pratiquée lors de l'accident, a *échoué.*

Après avoir bien isolé le bout inférieur et le bout supérieur, je les sectionne avec un bistouri, de manière à ne conserver que des tissus sains, et je résèque tous les tissus intermédiaires, qui seront examinés au microscope. Il en résulte, entre les deux bouts du nerf, un écartement d'au moins quatre centimètres. Pour mettre en contact les deux bouts sectionnés, il faut non seulement exercer une assez forte traction sur chacun d'eux, mais encore fléchir fortement la main sur l'avant-bras et l'avant-bras sur le bras.

Je passe alors dans le bout supérieur et dans le bout inférieur du médian, à un demi centimètre du plan de la section, trois fils de catgut très fins; puis je serre les anses, de manière à affronter les faisceaux des tubes nerveux, et je noue les fils, pendant qu'un aide maintient la main et l'avant-bras dans une position très fléchie.

Le sommeil de la patiente est incomplet, malgré la forte dose de chloroforme absorbée. Elle s'agite et crie. On a beaucoup de peine à empêcher ses mouvements inconscients et désordonnés. Il est évident que, si l'attitude fléchie du membre opéré se relâchait un seul instant, la traction en sens inverse des deux bouts du médian serait assez forte pour désunir la suture, en provoquant la rupture des fils de catgut ou la déchirure du tissu nerveux.

La suture du médian est trop difficile à maintenir pour que je puisse songer à prolonger l'opération en allant à la recherche du cubital. Je remets ce second acte opératoire à une autre séance. Je me hâte de refermer l'incision cutanée par six points de suture métallique, d'appliquer un pansement de Lister et une attelle plâtrée, qui immobilise la main et l'avant-bras dans une attitude très fléchie.

L'opération et le pansement ont duré une heure environ, en raison de la minutie des sutures et des difficultés que l'agitation chloroformique de la patiente nous a causées.

Les phénomènes consécutifs ont été recueillis avec le plus grand soin par M. Legrand, interne de ma salle de femmes.

Il constate qu'à cinq heures et demie, c'est-à-dire cinq heures après l'opération, *la sensibilité est revenue*. La face palmaire des doigts, la région onguéale, la face dorsale des phalangettes, qui étaient insensibles, sentent maintenant le contact d'une épingle ou de tout autre objet.

Et, phénomène extrêmement curieux, *la sensibilité est revenue aussi bien dans la sphère du cubital que dans la sphère du médian*. Lorsqu'on ferme les yeux de la malade, elle désigne, sans se tromper, le doigt qui a été touché, et distingue fort bien le lieu de l'attouchement. Sur la face dorsale des phalangines et des phalanges, la sensibilité semble exagérée.

Le 22 mars, lendemain de l'opération, je constate moi-même ce retour de la sensibilité.

Dans la journée, l'annulaire, et surtout l'index, deviennent le siège d'engourdissements et de fourmillements analogues à ceux que Léonie T... a éprouvés après son accident.

Le 23 mars, la sensibilité persiste partout. Elle semble beaucoup plus marquée au petit doigt et à l'annulaire. En glissant un crayon sous le pansement, on constate que le contact de cet objet est perçu dans toute la région palmaire. Le pouce se meut plus facilement qu'avant l'opération.

Tous les doigts sont chauds, rouges et un peu gonflés.

Douleurs à la face antérieure du poignet. Sac de glace sur la main.

Les jours suivants, la sensibilité persiste. Parfois, quelques-uns des doigts donnent la sensation de fourmillements, d'engourdissements, de démangeaisons, de brûlures, phénomènes dont la durée est plus ou moins longue.

Le 25 mars, les douleurs du poignet s'irradient dans l'avant-bras et le bras, et remontent jusque dans l'aisselle. A côté de l'artère axillaire je trouve un cordon, qui n'est autre chose que le nerf médian tendu par la traction, que j'ai été obligé d'exercer pour faire la suture dans la région du poignet. Ce cordon est légèrement douloureux, et quand je le comprime, la malade éprouve des fourmillements au poignet, à la face palmaire de la main et dans les doigts. Quand je comprime le radial au niveau de l'aisselle, les fourmillements se produisent au contraire sur le dos de la main.

Le 26 mars, les douleurs irradiantes vers l'avant-bras et le bras sont presque complètement calmées.

Le pansement est renouvelé pour la première fois.

Pendant le changement du pansement, on constate que la sensibilité est revenue dans la paume de la main et au poignet jusqu'au niveau de la cicatrice de l'accident primitif.

La main et l'avant-bras ont été maintenus fléchis dans l'appareil plâtré jusqu'au 4 avril. A partir de cette date, je modifie l'appareil de manière à ce que la main puisse s'étendre un peu. Mais je ne l'enlève tout à fait que quelques jours plus tard. La malade porte alors son bras en écharpe, et s'exerce à faire quelques mouvements d'extension.

Le 16 avril, les mouvements sont libres en tous sens. Mais lorsque l'opérée étend complètement l'avant-bras, elle ressent des tiraillements dans les doigts.

La plaie opératoire s'est réunie par première intention dans la profondeur. Les parties superficielles de l'incision cutanée ont un peu suppuré.

Le 22 avril, lorsque Léonie T... sort de la Pitié pour aller à la maison de convalescence du Vésinet, elle se trouve dans l'état suivant :

La sensibilité tactile et la sensibilité à la douleur existent partout dans la sphère du médian et du cubital. Elle est même très accentuée. A peu près dans toutes les régions primitivement anesthésiées, l'opérée sent deux pointes avec un écartement de 2 centimètres à peine. Il n'y a plus ni fourmillements ni sensations anormales. Les mouvements du pouce sont beaucoup plus libres et plus étendus qu'avant l'opération. Les éminences thénar et hypothénar semblent conserver à peu près le même degré d'atrophie. La première est plus atrophiée que la seconde.

L'exploration électrique faite par mon interne, M. Legrand, a donné les résultats que voici :

1° Les deux pôles d'un appareil ordinaire de Chardin, placés sur l'avant-bras droit, ont occasionné de la douleur au moment des deux contacts.

2o Placés, l'un sur l'avant-bras, l'autre dans la paume de la main, ce dernier n'est pas senti.

3o Placés, l'un sur l'avant-bras, l'autre sur le dos de la main, tous les deux sont sentis.

4o Placés tous deux dans la paume de la main, point de sensation, même avec un courant très fort. La patiente perçoit seulement des picotements au bout des doigts.

5o Les deux pôles, placés sur le dos de la main, sont sentis tous les deux.

La sensibilité à l'électricité n'est donc pas revenue.

L'excitabilité électrique des muscles de l'avant-bras existe dans toute son intégrité Mais les muscles de l'éminence thénar se contractent à peine sous l'influence du courant électrique; ils déterminent un léger mouvement d'adduction, mais point de mouvement d'abduction ni de flexion.

Ma jeune opérée est affectée d'une hémianesthésie hystérique à gauche, côté opposé à celui de la suture nerveuse, ce qui empêche de faire une étude comparative de la sensibilité des deux mains.

Je l'ai présentée à la Société de chirurgie, pour la seconde fois, le 11 mai, afin que les membres de cette Société pussent constater le résultat obtenu par la suture secondaire.

Quelques jours après cette présentation, des troubles trophiques analogues à ceux qui s'étaient développés après la suture primitive, se montrèrent sur l'index droit. Les autres doigts restèrent complètement indemnes. Une tourniole apparut autour de l'ongle, qui fut ébranlé et tomba. Le soulèvement épidermique gagna peu à peu toute l'étendue de l'index. Un pansement, maladroitement maintenu par un fil assez serré autour de la première phalange, produisit rapidement une gangrène superficielle à l'extrémité du doigt. Mais les petites escharres ne tardèrent pas à s'éliminer, et les plaies, qui en résultèrent, étaient cicatrisées le 20 juin.

Il est remarquable que ces troubles trophiques n'ont aucunement altéré la sensibilité de l'index.

Le 20 juin, lorsque Léonie T... voulut sortir de la Pitié, son état était le suivant :

L'avant-bras et la main droits sont plus faibles et moins volumineux que l'avant-bras et la main gauches. L'éminence thénar droite est complètement atrophiée. Les mouvements d'opposition du pouce sont très incomplets, et s'accomplissent par l'intermédiaire de l'adducteur. Les muscles de l'éminence hypothénar sont, au contraire, assez bien développés.

La sensibilité de la main, mesurée à l'esthésiomètre, donne les résultats suivants : sur la face dorsale du poignet et de la main, les deux pointes sont senties avec un écartement minimum de 10 millimètres ; sur la face antérieure de l'avant-bras, avec un écartement de 18 millimètres ; au niveau de la cicatrice, avec 20 millimètres ; sur l'éminence thénar et la face palmaire des doigts, avec 15 millimètres ; sur la face palmaire du pouce, avec 12 millimètres ; sur la face dorsale des doigts, avec 8 millimètres.

Les impressions tactiles et douloureuses ne subissent aucun retard dans leur transmission.

L'hémianesthésie hystérique persiste à gauche. La malade n'a pas voulu se prêter à une cure par la suggestion.

Revue au commencement de juillet, Léonie T... est très bien portante. La sensibilité de la main se maintient et semble même se perfectionner.

L'examen histologique du cordon cicatriciel irrégulier, qui a été réséqué entre le bout supérieur et le bout inférieur du nerf médian, a été fait par M. Toupet au laboratoire du professeur Cornil. Ce cordon était constitué par quelques rares faisceaux de fibres nerveuses atrophiées et par une grande quantité de tissu conjonctif. La plupart des fibres nerveuses étaient réduites à leur gaîne de Schwann ; quelques-unes, très rares, possédaient une mince gaîne de myéline et un cylindre-axe. Les tubes nerveux complets semblaient plus nombreux dans les expansions nerveuses, qui émanaient du renflement terminal du médian, que dans ce renflement lui-même. En somme, tous les éléments nerveux examinés dans ce cordon étaient altérés.

L'observation personnelle, que je viens de citer, contribue à démontrer, à l'égal des observations qui l'ont précédée :

1o que le segment périphérique d'un nerf cicatrisé à distance de son tronc central se régénère ; 2o que la suture secondaire peut produire une réunion par première intention des tubes nerveux et amener un retour presque immédiat de l'innervation.

En effet, dans cette observation, les deux nerfs, médian et cubital, qui donnent la sensibilité à la face palmaire de la main et aux doigts, et qui animent tous les muscles de la main, sont coupés. Par suite, perte du sentiment et du mouvement. La suture primitive échoue. Au bout de vingt et un mois, l'insensibilité demeure complète dans la zone des deux nerfs ; les muscles sont atrophiés, ceux de l'éminence thénar plus que ceux de l'éminence hypothénar. La recherche opératoire du médian montre que son bout périphérique, complètement séparé de son bout central, a l'aspect d'un nerf normal ; par conséquent, il s'est régénéré. La suture secondaire, après avivement, ramène la sensibilité au bout de cinq heures ; par conséquent, l'accolement direct des tubes nerveux périphériques avec les tubes nerveux centraux a rétabli presque immédiatement la conductibilité du nerf. Non seulement les sensations du contact, mais les sensations de la douleur, de la chaleur, du froid, réapparaissent. Quant aux muscles, rien d'étonnant s'ils restent paralysés, puisqu'ils sont atrophiés.

Mon observation est d'autant plus concluante, qu'il n'est pas possible d'expliquer l'apparition subite de la sensibilité par des anastomoses ou par des fibres récurrentes, puisque les deux nerfs, qui sensibilisent la face palmaire et qui sont censés se suppléer l'un l'autre, étaient tous deux paralysés depuis longtemps.

Dira-t-on que la sensibilité s'est rétablie, parce que le pouvoir dynamogénique de la région insensible a été mis en jeu par l'ébranlement qu'a produit la suture du médian ? Mais qu'est-ce que le pouvoir dynamogénique d'un nerf, si ce n'est sa propriété de transmissibilité ? L'ébranlement d'un nerf peut-il avoir cet effet merveilleux de lui rendre sa transmissibilité et, par suite, de faire revivre la sensibilité dans toute la région qu'il anime, non seulement pendant quelques instants, mais pendant plusieurs mois, et indéfiniment? N'est-il pas plus naturel de croire que l'excitation du médian suturé lui vient physiologiquement de son bout central, avec lequel il a été mis en communication ?

Jusqu'à l'observation qui m'est personnelle, je considérais les faits de retour immédiat de la sensibilité, signalés par Nélaton, Laugier, Tillaux, etc., comme des erreurs d'interprétation, qu'il fallait rapporter à des phénomènes de sensibilité suppléée et récurrente. Mais, quand j'eus constaté moi-même que la sensibilité, éteinte depuis vingt et un mois, avait réapparu en quelques heures après la suture secondaire du médian, je n'ai pu m'empêcher de croire, et je crois encore, que la suture, en rétablissant la continuité des tubes nerveux par une réunion immédiate, a en même temps rétabli leur fonction.

Cependant, il y a dans mon observation un point dont l'explication est assez embarrassante : comment se fait-il que la sensibilité soit revenue même dans la sphère du cubital, qui n'a pas été suturé ?

J'ignore quel était l'état anatomique du cubital, puisque je je ne l'ai pas mis à nu pour des raisons cliniques, que j'ai indiquées. Je suppose que la suture primitive ayant échoué, pour le nerf médian aussi bien que pour le nerf cubital, ce dernier a pu néanmoins se cicatriser consécutivement avec son bout central par un filament intermédiaire de nature nerveuse, mais trop grêle pour lui permettre de fonctionner normalement. La sensibilité était nulle dans tout son territoire, mais les muscles, qui dépendent de lui, n'avaient subi qu'une demie atrophie. Une partie de l'innervation du cubital était donc conservée ; et si son innervation n'existait pas tout entière, c'est que ses connexions avec les centres étaient trop faibles et trop incomplètes Mais, quand le bout périphérique du médian eût été remis en état de communiquer largement avec les centres nerveux, il a imprimé à son congénère, le cubital, par des fibres anastomotiques et récurrentes, l'excitation nécessaire pour qu'il puisse lui-même entrer en action.

Comme l'atrophie des muscles tributaires du cubital n'était pas complète, ces muscles ont récupéré peu à peu leur volume normal et leurs contractions. C'est ainsi que la malade peut faire mouvoir volontairement les muscles de l'éminence hypothénar, les muscles interosseux et l'adducteur du pouce. Mais les muscles de l'éminence thénar, qui se sont complètement atrophiés par suite de la longue interruption du médian, n'ont pu recouvrer leurs contractions.

Pronostic. — Il importe de faire remarquer que l'innervation, après la suture primitive ou secondaire, se rétablit rarement dans toute son intégrité première. Ordinairement, la sensibilité est plus obtuse. Quelquefois, la transmission des impressions sensitives subit un certain retard. Dans mon observation, la sensation de l'électricité faradique était perdue. La motilité revient, alors que la sensibilité reste absente. D'autres fois, l'inverse se produit. Des troubles trophiques apparaissent presque toujours dans la zône du nerf et durent plus ou moins longtemps. Il y a là des variétés, qui indiquent qu'un nerf suturé n'est plus un nerf tout-à-fait normal. Mais l'expérience prouve que cette innervation, d'abord défectueuse, se perfectionne avec le temps.

Quelquefois, au contraire, la sensibilité, revenue après la suture, s'affaiblit au bout de quelques jours, puis disparaît, tantôt définitivement, tantôt pour un temps plus ou moins long. Cet accident tient soit à une désunion du nerf, soit à une névrite. On peut l'éviter en maintenant le membre immobile, en éloignant toutes les causes qui peuvent irriter la plaie, et en se servant de sutures autiseptiques, qui ne sont pas susceptibles de provoquer une inflammation du tissu nerveux.

Pour avoir une idée du pronostic de la suture des nerfs, on n'a qu'à consulter les chiffres suivants :

D'après Wolberg (*Deutsche Zeitsch. für Chir.*, B. XVIII et XIX) :

26 fois pour 100, la suture a été suivie d'une réunion par première intention et du retour rapide de l'innervation.

32 » » » il y a eu régénération et retour tardif de l'innervation.

32 » » » la suture a été inutile.

10 » » » Résultats inconnus.

La statistique, dressée par M.Chaput (*Arch.de méd.*, t.XIV, p. 343, 1884), a donné des résultats assez analogues :

1o *Pour les sutures primitives.*

8 fois pour 100, réunion immédiate certaine.
10 » » » réunion immédiate probable.
44 » » » régénération du nerf.
2 » » » insuccès bien net
36 » » » les observations n'ont pas été concluantes.

2o *Pour les sutures secondaires.*

26 fois pour 100, réunion immédiate certaine.
4 » » » réunion immédiate incertaine.
44 » » » régénération du nerf.
4 » » » insuccès partiel.
2 » » » les observations n'ont pas été concluantes.

Il résulte de ces statistiques que la suture des nerfs produit une réunion par première intention et un retour rapide de l'innervation à peu près dans le quart des cas ; et que, dans la moitié des cas environ, il y a régénération consécutive du nerf et retour tardif de ses fonctions.

Il en résulte encore que la suture secondaire réussit plus souvent que la suture primitive.

La suture des nerfs faite avec les soins de la méthode antiseptique est, d'ailleurs, une opération bénigne qui, à ma connaissance, n'a jamais provoqué le tétanos ni aucun autre accident mortel ou grave.

Traitement. — Il est toujours indiqué de faire la suture d'un nerf important, quand sa section paralyse la sensibilité et le mouvement.

La suture primitive, dans une plaie récente, doit être faite aussi hâtivement que possible. Si elle intervient avant le moment inconnu, et probablement variable suivant les sujets, où la dégénérescence du bout périphérique a commencé, elle peut réussir à faire renaître immédiatement les fonctions du nerf.

Lorsqu'à la suite d'une blessure complètement cicatrisée, les fonctions du nerf coupé ne sont pas revenues, et lorsqu'il s'est écoulé assez de temps pour la restauration du bout périphérique, il faut mettre les bouts du nerf à nu, les aviver et les suturer. Cette suture secondaire s'accompagnera souvent du retour immédiat ou très rapide de la sensibilité. Les muscles, qui sont ordinairement dans un état avancé d'atrophie, ne peuvent le plus souvent recouvrer leurs mouvements.

Quant au manuel opératoire, j'ai peu de choses à en dire. Il a étédécrit,d'abord,par Nélaton et Laugier; puis mieux étudié, après eux, par Dubrueil, Tillaux, Létiévant, Falkenheim, Tillmanns, L. Wolberg, Chaput, Weissenstein, Assaky, Augagneur, Ehrmann, de Mulhouse (1).

Avant l'emploi de la méthode antiseptique, la suture des nerfs ne pouvait réussir, au point de vue du retour immédiat de l'innervation, que dans des cas tout à fait exceptionnels, parce que la suppuration et la névrite s'emparaient presque toujours du nerf suturé. La réussite fréquente de cette opération date seulement de l'époque où les chirurgiens ont mis en usage les fils de catgut ou de soie phéniqués, le spray, le pansement de Lister.

---

(1) LAUGIER (Académie des sciences, 20 juin 1864).

DUBRUEIL. *Suture des nerfs* (GAZETTE HEBDOMADAIRE, p. 124, 1865).

TILLAUX. *Des affections chirurgicales des nerfs.* Thèse d'agrégation, 1866.—COMPTES-RENDUS DE L'ACADÉMIE DES SCIENCES, p. 1516, 1884. — 2me Congrès français de chirurgie, p. 510; 1886.

LÉTIÉVANT. *Traité des sections nerveuses* Paris, 1873.

FALKENHEIM (INAUG. DISSERT. KŒNIGSBERG 1881)

TILLMANNS (ARCHIV. F. KLINISCHE CHIR., t. XXVII, p. 1, 1882).

L. WOLBERG (DEUTSCHE ZEITSCHRIFT F. CHIR., p. 293-484-533. Band XVIII, 1883, et p. 82, Band XIX, 1884).

CHAPUT (ARCH. GÉNÉR. DE MÉD., 7e série, t. XIV, p. 205 et 333, 1881).

WEISSENSTEIN (MITTHEILUNGEN AUS DER CHIR. KLIN. ZÜ TUBINGEN, 1884)

ASSAKY. *Suture des nerfs à distance.* Thèse pour le doctorat. Paris, 1886.

AUGAGNEUR. *Les sutures nerveuses* (LA PROVINCE MÉDICALE, 9 avril 1887).

EHRMANN (de Mulhouse). *Suture secondaire du nerf radial* (REVUE DE CHIRURGIE, juillet 1887).

Pour la suture du nerf, les fils de catgut, fins et résistants, me semblent préférables aux fils de soie ou aux crins de Florence. Les premiers ont l'avantage de se résorber au bout de quelques jours, à un moment où la réunion du nerf est déjà solide. Les seconds (fils de soie et crins de Florence) restent dans le nerf à peu près indéfiniment, et peuvent devenir une cause d'irritation pour son tissu.

Une mince aiguille courbe, à pointe non lancéolée, est la plus convenable pour passer les fils. Beaucoup d'auteurs recommandent de faire porter la suture sur le névrilème seulement, sans traverser le tissu du nerf; c'est ce qu'ils appellent la *suture indirecte.* Mais la *suture directe,* qui fait passer le fil à travers le tronc du nerf, ne lèse pas assez les tubes nerveux pour avoir l'influence nuisible qu'on lui a attribuée.

D'ailleurs, que la suture soit directe ou indirecte, le point essentiel est de produire le moins de traumatisme possible dans la substance du nerf, et de mettre en contact *bout à bout,* sans interposition de tissu cellulaire ou de névrilème, les tubes nerveux que l'on a *soigneusement avivés.*

Pour un nerf du volume du médian, deux points de suture suffisent en général. Pour un nerf plus volumineux, trois points seront nécessaires. Si l'on croit devoir multiplier les points de suture, il vaut mieux employer la suture indirecte que la suture directe, ou associer la suture indirecte à la suture directe.

Les fils doivent traverser les tronçons à 8 ou 10 millimètres de leur surface de section, afin que le nerf ne vienne pas à se déchirer, lorsqu'on serrera l'anse pour rapprocher les tronçons et former le nœud.

En outre, on évitera les tiraillements et la désunion du nerf, en immobilisant le membre dans une attitude propre à relâcher le tronc nerveux.

Par dessus le nerf suturé, les parties molles seront réunies par première intention et pansées avec toutes les précautions de la méthode antiseptique.

Imp. Ed. ROUSSET, 7- rue Rochechouart, Paris

www.ingramcontent.com/pod-product-compliance
Ingram Content Group UK Ltd.
Pitfield, Milton Keynes, MK11 3LW, UK
UKHW020214200726
13856UKWH00004B/1386

9 782011 343963